AF233412

DE LA

GYMNASTIQUE MÉDICALE

PETITE HISTOIRE

A L'USAGE DES

MALADES ENTRAINÉS A FAIRE DE LA GYMNASTIQUE

PAR

L'auteur de la "Gymnastique vraie".

RIOM

Imprimerie Ulysse JOUVET,

8, rue de l'Hôtel-de-Ville, 8.

1884

DE LA

GYMNASTIQUE MÉDICALE

PETITE HISTOIRE

A L'USAGE DES

MALADES ENTRAINÉS A FAIRE DE LA GYMNASTIQUE

PAR

L'auteur de la ''Gymnastique vraie''.

RIOM

Imprimerie ULYSSE JOUVET,

8, rue de l'Hôtel-de-Ville, 8.

1884

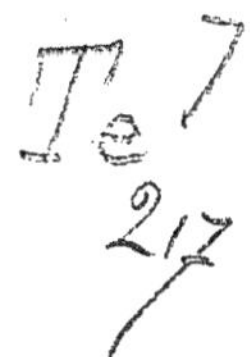

PETITE HISTOIRE

A l'usage des Personnes entraînées à

FAIRE DE LA

GYMNASTIQUE MÉDICALE

« L'humanité tourne à l'aigre, » a dit un pharmacien. Et ce pharmacien a mille fois raison.

Aussi, cher lecteur, parmi vos amis ou plutôt parmi vos connaissances, pour élargir le cercle, y a-t-il sans doute une, deux ou plusieurs personnes, toujours plus ou moins souffrantes, toujours plus ou moins *patraques*, par suite d'une de ces nombreuses affections chroniques aux noms les plus variés, mais ayant toutes pour cause un excès d'acidité.... Pauvres malades, que les gens vigoureux et les loustics traitent trop facilement d'êtres fantasques, de *toqués* même ! qu'ils entraînent à leur suite et auxquels souvent ils font faire de grandes inconséquences par leurs avis peu réfléchis, donnés en passant, à la volée, pardessus les murs....

Voici une petite histoire, qui prouvera suffisamment combien il faut être prudent en matière de conseils, et combien soi-même il faut être méfiant, et réfléchir beaucoup avant d'agir, principalement lorsqu'il s'agit de la santé et de traitements.

Cette anecdote établira surtout de quelle fâcheuse manière on entend trop souvent la *gymnastique, dite médicale,* qui, comme l'hydrothérapie, est une panacée dont aujourd'hui on use et abuse un peu trop à tort et à travers ; elle démontrera combien il faut se défier des puffistes, des charlatans, qui ici sont plus dangereux que partout ailleurs. On peut généralement se remettre du mauvais effet produit par un remède trop violent ou contraire à la maladie, tandis que la plupart des lésions causées par des exercices gymnastiques irraisonnés, violents, brusques, sont incurables, tuent les malheureuses victimes de l'ignorance, de l'incapacité, de l'imprudence, ou les rendent pour toujours infirmes ou invalides !!!

Un de nos meilleurs amis, âgé, très-faible et très-souffrant depuis longtemps, par suite d'une cruelle affection du bassin, avait essayé sans succès de diverses cures, y compris les *douches médicales* les plus prônées. Ne sachant à quel saint se vouer, il écouta trop facilement quelques funestes conseil-

leurs, de ces camarades à la *blague facile*, et se diri-
gea clopin-clopant, non sans avoir pris l'avis d'un
médecin peu sagace du reste, vers un *grand hall*,
en faisant toutes les réflexions que permettait à son
cerveau son piteux état.

— « Mais ces diables d'amis, qui sont sains de
» corps et d'esprit, ne peuvent se tromper ; le vieux
» docteur à lunettes en os noir est prudent aussi, il
» est assez âgé pour cela ; toutes ces personnes sont
» plus à même que moi de savoir ce qu'il me faut ;
» et si tout ce monde me conseille la gymnastique,
» c'est qu'effectivement la gymnastique a du bon.
» Elle dérouillera les parties malades ; elle donnera
» une plus grande activité à la circulation, et par-
» tant mes souffrances disparaîtront, peut-être, petit
» à petit.... Dans tous les cas, je ne cours pas grand
» risque, puisqu'il ne s'agit plus de remèdes inter-
» nes ; en avant donc! »

Telles étaient les pensées de notre homme, pensées
raisonnables, rassurantes, en apparence du moins,
pensées qui finirent par presque complètement
étouffer une petite voix secrète. Etait-ce l'instinct
ou une sorte de pressentiment causé par l'état de
faiblesse, on ne le sait, qui tout doucement cherchait
à détourner le malade du chemin qu'il avait pris?..

Un regard jeté sur l'enseigne d'un grand établissement lui fit faire une dernière réflexion. Ici du
moins si l'on ne me fait pas du bien, à coup sûr on
ne me fera pas du mal ! Sur le fronton de la maison
il venait de lire, en grands caractères, cette inscrip-

tion réconfortante : *Grand gymnase médical*, ce qui veut dire pour tout le monde exercices spéciaux à appliquer aux faibles et aux malades, exercices doux, faciles et surtout sans danger.

Notre homme éprouva une sensation analogue à celle du voyageur qui, épuisé par la faim et la fatigue d'une longue route, au milieu d'un pays désert, aperçoit au loin un châlet avec ces mots bien connus : « *Ici on donne à boire et à manger...* » alors que souvent on ne trouve là ni pain, ni vin, ni œufs, ni lait!

Il entra donc dans le grand gymnase médical, tout encombré de machines bizarres, d'armoires mystérieuses. — Ah! le malheureux! le malheureux! Il allait tout bonnement se jeter dans la gueule du loup, comme l'on dit, et vous allez, cher lecteur, voir comment.

En l'absence du chef de l'établissement, que sa grandeur purement imaginaire retenait trop fréquemment *loin de son industrie*, notre ami s'adressa au premier moniteur de l'endroit, jeune homme dont la tête était coiffée d'une casquette galonnée, ce qui empêchait d'apercevoir le manque de cervelle.

Il conta à cet individu, à ce factotum, à ce suppléant, ses misères, sa grande faiblesse et demanda des exercices en rapport avec son état de maladie.

Sans hésitation aucune, *sans conseils, sans avis préalable, sans aide* et *pour commencer*, ce néfaste commis principal désigna au malade une armoire placée contre le mur et le long de laquelle pendaient une corde et un bâton appelé *suspension*.

Cette armoire cachait *bêtement* un poids de 25 kilogrammes, poids qui devait être manœuvré de haut en bas, de bas en haut, *au moyen d'une seule et unique poulie.*

Dans de pareilles conditions, cet exercice dit de traction est tout-à-fait absurde, tout-à-fait idiot; il est sans aucune utilité, parce qu'*avec une masse aussi lourde et une seule poulie*, il ne peut être répété plusieurs fois, non seulement par un malade, mais même par une personne forte non entraînée; ensuite il est très dangereux, à cause du violent effort qu'il nécessite et du brusque ébranlement qu'il donne au corps. — A lui seul il suffit pour démontrer la complète nullité, la nullité coupable du gymnaste qui possède et emploie cette machine, qui est le comble de l'aberration malfaisante : *Pourquoi donc cacher le poids? Mais c'est ôter toute chance de salut au patient qui ainsi ne peut se rendre compte du péril qu'il court!! C'est faire de cette ridicule mécanique une véritable chausse-trappe!* Aussi dès les premières secondes, une rupture se produisit.

Le malade sentit une vive douleur dans la région abdominale, il rentra chez lui, fit appeler son médecin qui constata une hernie! Affection incurable qui ôte toute sécurité et comme le remords empoisonne la vie, affection d'autant plus terrible qu'elle venait aggraver un état de souffrance, très pénible déjà.

Chaque jour, à chaque instant, il peut nous arriver un accroc, soit chez nous, soit au dehors par suite de notre imprudence, ou par suite de l'imprudence, de la négligence d'autrui. On peut encore comprendre que sur le terrain de la gymnastique d'entraînement, de la gymnastique appliquée aux jeunes gens forts et bien portants, on se rompe de temps en temps telle ou telle partie de la machine, au milieu de l'action, dans la surexcitation que donne l'émulation ou les applaudissements des camarades et de la foule. Mais être estropié, dès le premier moment et pour la vie par un butor dans un *gymnase médical,* c'est-à-dire dans un établissement qui doit être absolument sans danger et où très-faible, très-souffrant on allait chercher un peu de retrempe ; halte-là ! cela n'est plus du tout admissible, cela est odieux ! cela est intolérable !! Car là tout oblige nécessairement à une grande prudence, à une grande attention : tous les exercices doivent être simples, doux, faciles, d'une innocuité complète; les appareils complètement inoffensifs et les moniteurs suffisamment dégrossis et éclairés pour ne pas estropier les enfants, les personnes âgées ou souffrantes par des pratiques violentes toujours dangereuses.

Il ne faut absolument pas que les instructeurs des gymnases médicaux ressemblent au triste moniteur en question, qui savait à peine lire et écrire ; malheureux manœuvre auquel on n'a jamais pu faire comprendre sa faute et qui aux justes récriminations de la victime, répondait : « *Mais puisque je fais l'exercice, moi, les clients peuvent bien le faire aussi.* » — Détestable raisonnement qui, dans la pratique journalière, cause bien des misères ! Que de gymnastes ignorants font exécuter aux commençants, aux enfants, aux faibles, aux malades, des exercices insensés, uniquement parce qu'ils ne réfléchissent pas que ceux-ci ne sont pas comme eux vigoureux, comme eux habitués à la pratique constante de la gymnastique !!

Il faut insister sur ce défaut de réflexion, si général dans le monde des moniteurs, parce qu'il constitue un des plus grands dangers de la gymnastique actuelle, surtout avec l'abus déplorable que l'on fait des machines. — *L'homme vigoureux, habitué aux exercices de force, s'il est ignorant, grossier, a toujours une tendance à faire faire aux autres des manœuvres exagérées, excessives, dangereuses ; c'est la conséquence forcée de son ignorance. Il n'est pas capable de réfléchir, il n'est pas capable d'être prudent, ou quand il sera prudent* ce sera plutôt pour lui que pour les autres, *par instinct,* par ce sentiment aveugle et irréfléchi qui dirige les animaux dans leur conduite.

Aussi les directeurs des gymnases, des gymnases médicaux principalement, assument-ils une responsabilité considérable quand ils n'ont en vue que la question de cachets et quand ils ne sont pas assez habiles, assez intelligents, assez consciencieux pour n'avoir chez eux que des employés suffisamment instruits, suffisamment prudents et des instruments complètement irréprochables.

Franchement, c'est bien le moins! car y a-t-il rien de plus odieux que d'être mutilé, estropié, éventré dans un gymnase médical par *l'ignorance, l'incapacité, la négligence* d'un individu, dont la gymnastique est le métier et auquel on est venu confier sa peau ???

Et cependant, il est bien facile, avec un peu de soin, un peu d'attention, d'éviter le mal. Il suffit pour cela de ne faire exécuter aux clients, aux commençants, aux malades surtout, que des exercices simples, élémentaires, doux, le plus souvent sans l'intervention d'instruments *qui doivent toujours être légers et faciles à manier,* des exercices comme toutes ces flexions, tous ces mouvements d'assouplissement, qui constituent le fond de la gymnastique vraiment utile et salutaire et qui, répétés plusieurs fois de suite, font atteindre *le but voulu* sans grands efforts et sans risque.

Le but de la gymnastique vraie et rationnelle est d'activer les fonctions de circulation, de calorification, d'exhalation, de donner plus de trempe, plus de ressort, plus de souplesse à la machine humaine. — On arrive à ce résultat par des exercices simples, sagement progressifs, par des pratiques conformes aux mouvements naturels et aux dispositions de notre organisme, que des manœuvres violentes, brutales, acrobatiques, condamnées par l'hygiène et la physiologie, contrarient et lèsent trop souvent.

Pour que vous soyez complètement édifié, cher lecteur, sur le savoir, l'habileté, la conscience de certains pseudo-spécialistes et sur le danger qu'il y a à avoir affaire à eux, il convient de parler un peu du *chef du grand gymnase médical*, qui se joue ainsi de la santé des gens et dont l'audace ne connaît pas d'obstacles.

Au lieu de reconnaître purement et simplement la faute de son employé, faute grave qui constitue un véritable délit (art. 320 du code pénal et art. 1382, 1383 et suivants du code civil), ce qu'eut fait tout honnête homme, tout homme suffisamment intelligent pour comprendre son intérêt, ce singulier professeur, aveuglé par un égoïsme professionnel mal compris et comptant sur l'ignorance et l'état de souffrance de la victime, n'a pas craint de soutenir que tout était pour le mieux dans le meilleur des gymnases, que l'exercice était parfaitement correct, parfaitement approprié à la maladie, que le malade n'avait qu'à s'en prendre à lui-même de la production de *son hernie* (sic), que lui et son moniteur étaient complètement irresponsables, ce qui en d'autres termes veut dire : tant pis pour le malade, pourquoi n'était-il pas assez fort pour supporter l'exercice auquel on l'a soumis ; ah ! l'honnête homme !... ah ! le galant homme !... ah ! le digne gymnaste !... Mais ce n'est pas tout : Après avoir affirmé pendant de longs mois, dans une correspondance écœurante qui existe, l'innocuité et l'utilité du stupide procédé, *per fas et nefas*, envers et contre tous, dénigrant ses collègues les plus éclairés, les plus honorables, imaginant les démonstrations les plus insensées, les plus compromettantes pour *sa compétence spéciale* derrière laquelle il se retranchait sans cesse, disant que sa réputation n'était plus à faire ; ce *démolisseur sans pudeur*, comme un vulgaire délinquant, faisait disparaître clandestinement le *corpus delicti*, *le poids monstre* et démonter *la mystérieuse et nuisible armoire.* — Il ne songeait pas, *le povero*, que la ruse est toujours mauvaise conseillère et qu'en agissant ainsi, il signait lui-même sa condamnation.

Des gymnastes de cette intelligence, de cette logique, de cette honnêteté, il n'en faut absolument pas. Si beaucoup de soi-disant *régénérateurs de l'espèce humaine* ignoraient à ce point ce que doit être la gymnastique vraie et ce qu'elle ne peut pas être, il faudrait, en attendant que la gymnastique soit un véritable art, une véritable science, *fermer boutique sur toute la ligne*, cela serait plus prudent et plus sûr dans l'intérêt de la santé de tout le monde. Dieu veuille que dans l'immense arène où il perche, cet *iconoclaste nouveau jeu* ne fasse pas de nouveaux martyrs! *Quand on s'intitule professeur de gymnastique raisonnée et médicale, quand on a la prétention, prétention grande! de reconstituer les individus, on doit au moins connaître l'A, B, C de son métier, savoir que les malades ont toujours assez du poids de leur corps ; que la gymnastique sérieusement médicale défend d'une manière absolue*

*tout effort brusque, et à plus forte raison quand il
y a inflammation, irritation, de certains organes,
parce qu'alors il y a toujours grande faiblesse ; que
les machines, si imparfaites du reste, ne peuvent être
employées qu'à la condition d'être sans danger, c'est-
à-dire qu'elles doivent se composer de poids relati-
vement légers et de plusieurs poulies, parce que plusieurs poulies divisent les poids en autant de parties qu'il y a de poulies et diminuent par conséquent
la résistance à vaincre. (On évite aussi les efforts violents, les ébranlements brusques, causes d'un grand
nombre de lésions internes et externes ; qu'enfin on
obtient un meilleur résultat en répétant plusieurs
fois un exercice facile qu'en tirant en l'air une ou
deux fois un poids trop lourd.)*

Avec un poids de 25 kilogrammes manœuvré
sur une seule poulie, il s'établit entre la masse
trop pesante et l'homme trop faible une véritable
lutte, d'où le malade sort forcément victime de la
matière inerte. Aussi, dans l'espèce, la lésion ne
peut-elle être appelée un accident, c'est-à-dire une
chose qu'on ne pouvait prévoir; elle est bel et bien
le résultat fatal *d'un exercice brutal, dangereux,
irréfléchi, imprudent,* c'est là ce qui donne le carac-
tère *délictueux à la faute.* En matière de gymnastique rationnelle, la règle à observer est bien sim-
ple : il faut toujours proportionner les exercices aux
forces, à l'âge, au sexe, au genre de maladie des
individus, et à l'habitude qu'ils ont de la pratique
gymnastique. — En dehors de ce principe, il n'y a

pas de gymnastique sérieuse possible et tout est à craindre, les fractures, les ruptures, les lésions les plus cruelles, la mort même.

Que fallait-il donc, dans le cas de maladie où se trouvait notre homme, en admettant que la gymnastique pût être de quelque utilité ? ?

Il fallait tout bonnement des exercices élémentaires, des mouvements d'assouplissement, des flexions, des frictions, du massage et surtout pas d'efforts, pas de machines défectueuses, pas de poids ! !

Mais ces excellents moyens que fournissent le bon sens et la réflexion sont trop simples pour les ignorants, les incapables, les charlatans.

A ces Chinois, à ces Pavillons noirs, il faut absolument des machines encombrantes, mystérieuses, compliquées, machines inventées principalement dans un but mercantile ou charlatanesque, par des industriels, peu soucieux de la santé des gens, machines tellement nuisibles pour la plupart que si l'on voulait faire du mal volontairement, on ne pourrait mieux trouver.

On voudrait fabriquer des hernies à la douzaine qu'on ne pourrait mieux s'y prendre, a dit avec beaucoup d'esprit un chirurgien très en vue, en essayant la mécanique aux 25 kilogrammes.

Si l'on veut, cher lecteur, que la gymnastique médicale, qui est surtout celle dont il est question ici, soit réellement utile, conservatrice, réparatrice et *non nuisible,* il faut absolument que l'autorité publique intervienne, qu'elle réglemente cette grosse question, qu'elle fasse pour elle ce qu'elle a fait à l'égard de toutes les institutions, à l'égard de tous les établissements qui, par mesure d'ordre social et dans l'intérêt de la conservation des individus, sont soumis à certaines prescriptions du pouvoir régulateur.

Il faut :

1° L'obligation d'épreuves officielles très sérieuses, imposée à tous ceux qui font de la gymnastique leur profession : directeurs de gymnases, professeurs et moniteurs ;

2° La fondation d'une école normale de gymnastique rationnelle ;

3° La création d'inspecteurs spéciaux partout ; quand on aura donné satisfaction à ces trois points essentiels, alors, mais alors seulement, la gymnastique sera sérieusement utile, salutaire; alors seulement on ne pourra plus dire qu'elle est une véritable boîte de Pandore, d'où peuvent sortir les maux les plus cruels et au fond de laquelle il ne reste pas même l'espérance de guérir le mal fait par *l'ignorance, l'incapacité, la brutalité, la négligence.*

Châtel-Guyon, 6 août 1884.

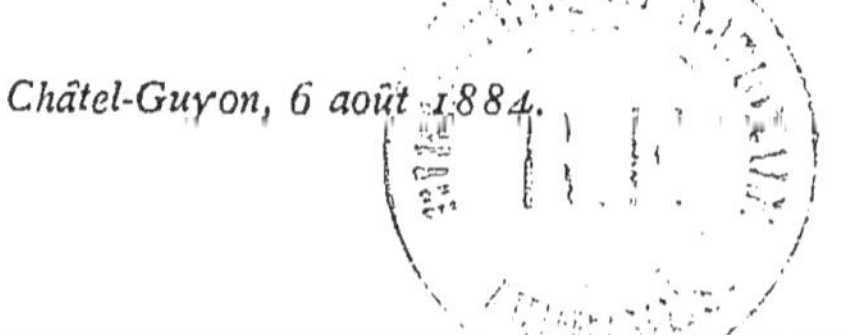

Riom, — Imprimerie U. JOUVET.

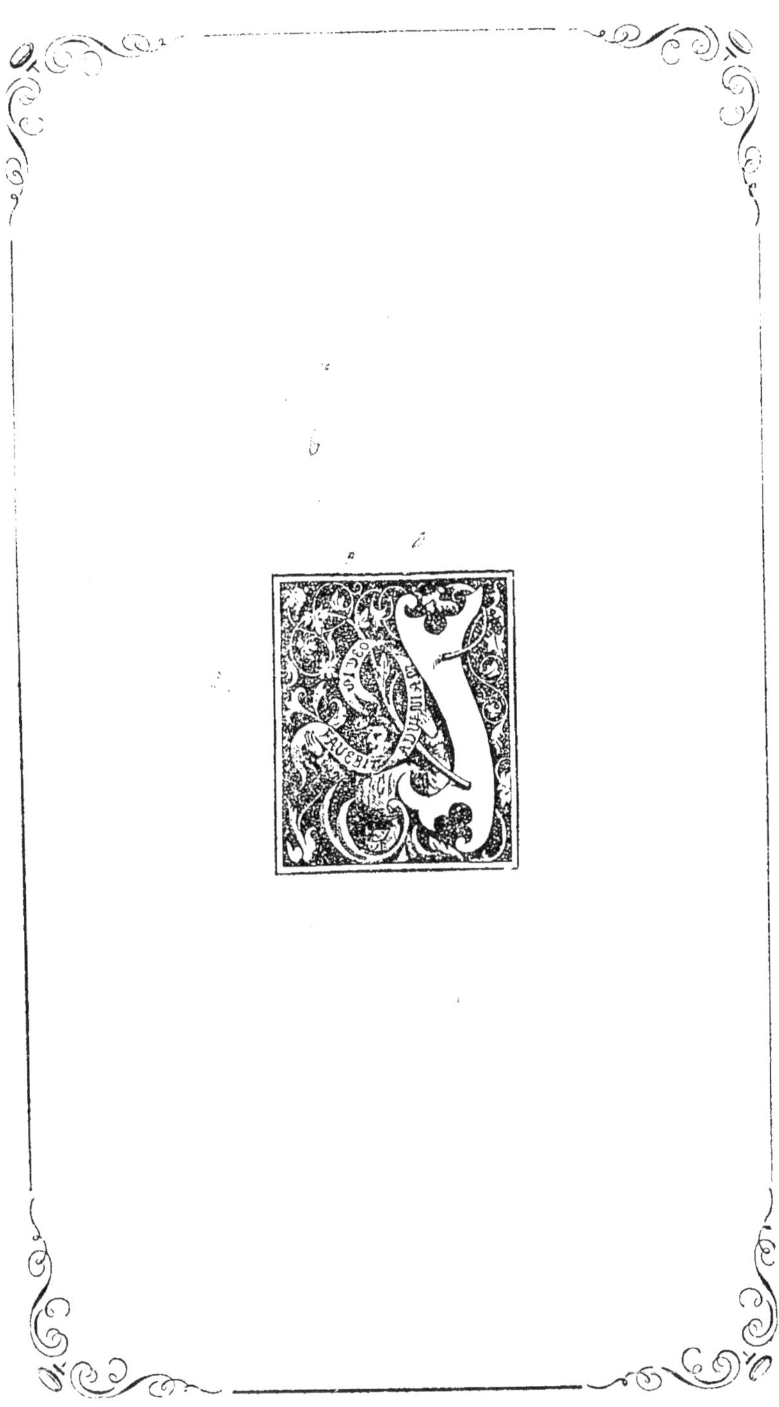